Bibliographic information published by the German National Library:

The German National Library lists this publication in the National Bibliography; detailed bibliographic data are available on the Internet at http://dnb.dnb.de .

Imprint:

Print and binding: Books on Demand GmbH, Norderstedt Germany
ISBN: 9783668863644

This book at GRIN:

https://www.grin.com/document/451736

Lucía Frumboli

Glaucoma. Causas de la enfermedad, métodos de prevención y el papel de las campañas nacionales en la sensibilización

GRIN Verlag

Glaucoma

Autora: Frumboli, Lucía.
Noviembre 2018

Instituto de Formación Técnica Superior N° 10 "Ramón Carrillo"
Av. Entre Ríos 757, 1° Piso, Balvanera, CABA.
Epidemiología

Agradecimientos

A mi padre, quien me inspiró para realizar este trabajo, participó del mismo y vive con esta enfermedad hace muchos años.
A la profesora y tutora Silvina Pérez, que nos hace descubrir día a día de que somos capaces.

Abstract

El Glaucoma, primera causa de ceguera a nivel mundial, es un enemigo silencioso en la población, hasta una avanzada instancia no presenta síntomas y es capaz de provocar una pérdida total o parcial de la visión, siendo esta imposible de revertir.

Aproximadamente el 50% de las personas que la padecen no lo saben, por lo que perderán una parte significativa de su visión hasta descubrirlo.

Este tipo de enfermedades necesita de información y concientización para disminuir su injerencia en la sociedad.

El siguiente trabajo fue realizado como herramienta para este fin.

"Esta enfermedad es considerada como un problema de salud pública, debido a las dificultades para su detección temprana[1]."

Glaucoma, the first cause of blindness on a global level, is a silencing enemy in the population, until a more advanced instance; however, it is impossible to reverse.

Approximately 50% of people who suffer do not know it, so they will lose a significant part of their vision until they discover it.

This type of diseases needs information and awareness to reduce their interference in society.

The following work was done as a tool for this purpose.

"This disease is considered a public health problem, due to the difficulties in its early detection."

[1] María Isabel Azcona-Cruz, María del Carmen Ríos-Lobo, Sylvia Amador-Jiménez (2015). Glaucoma, aspectos relevantes para la detección oportuna.

Índice

Introducción

El glaucoma en sus distintos tipos, es una enfermedad que puede atacar a cualquier tipo de población, siendo más común en adultos de edad avanzada, pero con un alto porcentaje de personas que fueron diagnosticados entre los 18 y 35 años

***El 60% de los enfermos de glaucoma no tenían conocimiento de la enfermedad antes del diagnóstico*, por lo que acuden al médico una vez que tienen los primeros síntomas**, haciendo imposible la detección temprana de la enfermedad, pilar indispensable para contrarrestar el avance de la ceguera. Esto se debe a la falta de información y al desconocimiento por parte de la población.

Al no tener síntomas en etapas tempranas y no notar la disminución de la visión (por ser la visión periférica la primera en perderse) el afectado no se siente como tal, por lo que no cree necesario una visita al oftalmólogo.

Aquí es donde entra en juego la necesidad de mayor información para crear conciencia al respecto de la importancia de la detección temprana mediante revisiones de rutina completas.

Para respaldarlo se llevó a cabo un análisis de datos obtenidos en campañas nacionales y un estudio de campo propio. ¿Qué alcance tienen las campañas nacionales? La mayor parte de la población en estudio dijo no conocer ninguna.

¿Que es el Glaucoma?

El glaucoma es una enfermedad ocular en la cual se va perdiendo la visión de manera gradual. Esta pérdida de visión no se puede recuperar, un porcentaje muy alto de las personas que lo padecen no lo saben por el hecho de que la visión que se pierde es la periférica y no suele notarse hasta que se perdió una parte importante de la misma. Sin un diagnóstico temprano lleva a la ceguera total. Si bien esta enfermedad no tiene cura hasta ahora, lo que sí tiene es tratamiento, que realizado de forma adecuada por el paciente no va a permitir el avance de la ceguera. Es importante seguirlo tal como lo indica el profesional, la Asociación Argentina de Glaucoma (AsAG) resalta que la falla más frecuente en el tratamiento es el incumplimiento por parte del paciente, ya que al no tener síntomas el paciente se siente "sano", por lo que es necesario remarcar que el incumplimiento del tratamiento puede llevar a la pérdida total de la visión.

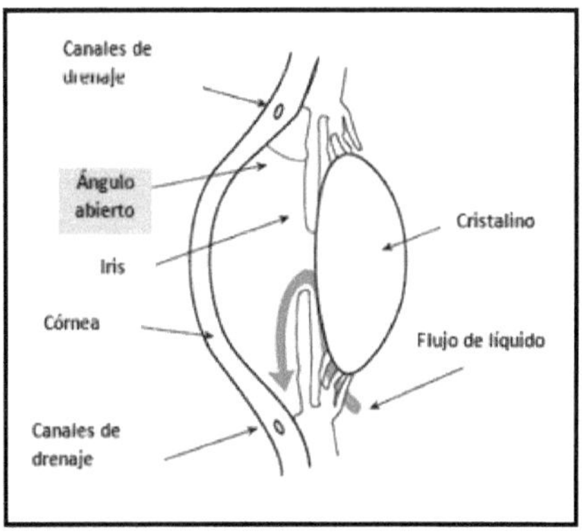

El tipo más frecuente es el ***Glaucoma de Ángulo Abierto***, también se denomina primario o crónico, el cual representa aproximadamente el 90% de los casos de la enfermedad. La característica más importante es el aumento de la presión intraocular, que aumenta gradualmente. Es más común en edad avanzada.

Gráfico de un ojo con glaucoma de ángulo abierto.
Fuente: https://www.glaucoma.org/es/tipos-de-glaucoma.php

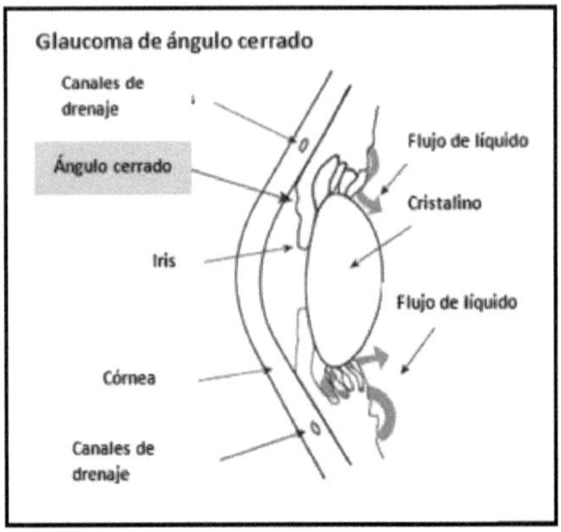

Otro tipo un poco menos frecuente es el ***Glaucoma de Ángulo Cerrado***, también se denomina agudo o de ángulo estrecho, en este caso se desarrolla rápidamente, por lo que el aumento de la presión ocular es repentino y requiere de atención médica inmediata.

Gráfico de ojo con glaucoma de ángulo cerrado.
Fuente: https://www.glaucoma.org/es/tipos-de-glaucoma.php

El más engañoso es el ***Glaucoma de presión normal***, o de tensión baja, ya que este tipo no presenta niveles altos de presión intraocular, por lo que es más difícil de diagnosticar, en este caso el nervio óptico se daña por motivos desconocidos, por lo que para su diagnóstico se requiere de una revisión oftalmológica completa. En algunas personas, reduciendo la presión con medicamentos un 30%, se puede detener la enfermedad. Pero en otras, el glaucoma puede empeorar aun teniendo la presión baja. Por eso es importante tener una historia médica completa para poder identificar factores de riesgo que contribuyan a este tipo, como puede ser la baja presión sanguínea. Si no hay ningún factor de riesgo, se tratará igual que al Glaucoma de Ángulo Abierto.

El ***Glaucoma Congénito*** forma parte de las denominadas enfermedades poco frecuentes, se presenta en recién nacidos, aunque también en primera infancia, cuando el canal de drenaje del ojo tiene un desarrollo incompleto o defectuoso. Este tipo, además de caracterizarse por una presión intraocular alta, también es más fácil de notar por los padres, ya que se manifiesta con lagrimeo y fotofobia, entre otros. En otros casos más graves el bebé nace directamente con las córneas blancas, por lo que ya se descubre la enfermedad al nacer. Generalmente el tratamiento más recomendado es la cirugía, ya que los medicamentos pueden tener efectos desconocidos en bebés y su administración es complicada. Una cirugía realizada a tiempo permite a los niños tener una buena visión.

Entre todos estos tipos también existen otros, que son variables del glaucoma de ángulo abierto y del de ángulo cerrado:

Glaucoma Traumático.

Glaucoma Secundario.

Glaucoma Pigmentario.

Glaucoma Pseudoexfoliativo.

Glaucoma Neurovascular.

Glaucoma Endotelial Iridocorneal.

¿Cómo funciona el ojo normal?

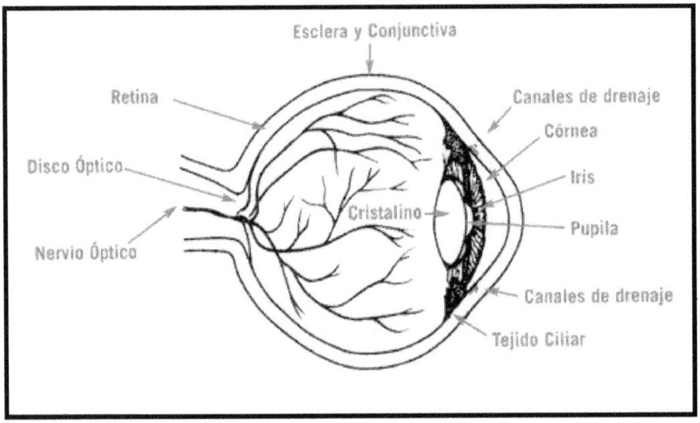

Esquema de un ojo humano normal.
Fuente: https://www.glaucoma.org/es/que-es-el-glaucoma.php

El líquido transparente (fluido intraocular) ocupa su parte anterior del ojo, sale de la pupila para luego por el drenaje del ojo ser absorbido al torrente sanguíneo. En un ojo normal, va a drenar adecuadamente manteniendo la presión a nivel normal.

La presión intraocular (PIO) depende de las cantidades de este fluido dentro del mismo.

¿Qué le sucede al ojo con glaucoma?

En la mayoría de los tipos se tapa el sistema de drenaje del ojo, sea gradualmente o de forma repentina, por lo que se acumula el fluido intraocular, esto hace que aumente la presión ocular dañando el nervio óptico y por ende la pérdida de la visión. También ocurren casos, como el antes mencionado glaucoma de presión normal, donde se registra una presión intraocular normal, pero el daño en el nervio óptico existe (aun no se conocen las causas), este tipo de glaucoma, al igual que el congénito son poco frecuentes, aunque no por eso hay que desestimarlos.

¿Quién puede padecer la enfermedad?

Los grupos de riesgo son principalmente las personas mayores de 60 años, familiares de personas ya diagnosticadas, diabéticos y personas con miopía grave, pero también se puede manifestar en individuos fuera de estos grupos, por lo que cualquiera puede padecerla, incluso adolescentes o adultos.

Es la primera causa de ceguera a nivel mundial, se calcula que en nuestro país más de un millón de personas padecen los diferentes tipos de esta enfermedad.

El glaucoma es una enfermedad silenciosa, en sus etapas tempranas no produce ningún tipo de síntomas, se puede perder hasta el 80% de la visión sin percibir los síntomas de la enfermedad, y, es necesario recalcar nuevamente que esta pérdida es irrecuperable.

De esto se desprende la necesidad de un diagnóstico temprano por medio de un examen rutinario completo (y no únicamente de la presión ocular). Se recomienda realizarlo cada uno o dos años, dependiendo de la edad.

¿En qué consiste un examen oftalmológico de rutina?

Este examen consiste en:

Leer letras en la tabla de Snellen que se van haciendo más pequeñas. De no poder leer el total de las letras el médico le colocará varios lentes para que el paciente le pueda indicar con cuál de ellos puede visualizarlas mejor.

Evaluar la visión tridimensional, la visión periférica, los músculos oculares.

Evaluar si las pupilas responden adecuadamente a la luz (con una linterna).

Se realiza un fondo de ojo. Se aplican gotas que dilatan las pupilas y con un aparato llamado oftalmoscopio visualiza la retina, los vasos sanguíneos cercanos y el nervio óptico.

También se utiliza otro aparato llamado "lámpara de hendidura" para observar los párpados, la córnea, la conjuntiva, el iris y la esclerótica, con el cual también se mide la presión ocular.

Controles en las escuelas primarias y secundarias:

Actualmente, en la Argentina se encuentra vigente el Programa Nacional de Salud Escolar (PROSANE) impulsado por el Estado Nacional con el fin de proporcionar uno de los derechos humanos básicos como lo es el derecho a la salud. Este programa se desarrolla en el marco de la Ley nro 26.061 de Protección Integral de los Derechos de Niños, Niñas y Adolescentes.

Está destinado a niños, niñas y adolescentes de escuelas primarias y secundarias, sean públicas o privadas de todo el país. Está enmarcado dentro de los programas de Atención Primaria de la Salud. Tiene por objetivo identificar el estado de salud de los mismos, mediante un Control Integral de Salud que a su vez, contempla el seguimiento y la resolución de los problemas de que pudieran ser detectados en el marco de este programa.

La evaluación se realiza a nivel clínico, oftalmológico, odontológico y fonoaudiológico. A su vez también se controla el carnet de vacunas y en caso de ser necesario se procede a la aplicación de las dosis pendientes, de carácter obligatorio por el calendario de vacunación.

En cuanto al estudio oftalmológico se realiza un estudio de agudeza visual de cada ojo.

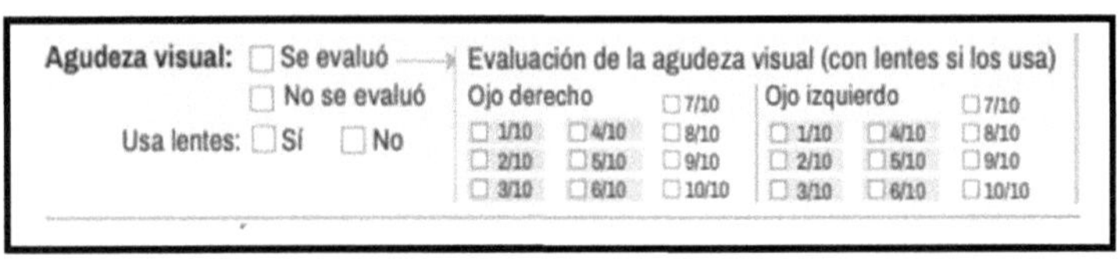

Agudeza visual: ☐ Se evaluó → Evaluación de la agudeza visual (con lentes si los usa)
☐ No se evaluó

Usa lentes: ☐ Sí ☐ No

Ojo derecho			Ojo izquierdo		
		☐ 7/10			☐ 7/10
☐ 1/10	☐ 4/10	☐ 8/10	☐ 1/10	☐ 4/10	☐ 8/10
☐ 2/10	☐ 5/10	☐ 9/10	☐ 2/10	☐ 5/10	☐ 9/10
☐ 3/10	☐ 6/10	☐ 10/10	☐ 3/10	☐ 6/10	☐ 10/10

Ejemplo del formulario utilizado en el PROSANE para la evaluación oftalmológica.
(Fuente: http://www.msal.gob.ar/images/stories/bes/graficos/0000001131cnt-2018_planilla-prosane-cis-c-constancia.pdf)

Si bien este programa es una primera revisión muy importante, evaluando en la ficha de salud del programa (imagen de arriba) podemos ver que el tipo de examen que se realiza no sirve para la detección del Glaucoma, ya que únicamente se evalúa mediante el optotipo de Snellen para evaluar la visión de cada ojo, y no se realiza ningún tipo de examen con respecto a la presión intraocular, ni al estado del nervio óptico, dos pilares fundamentales en la detección temprana de la enfermedad.

Campaña Nacional de Detección del Glaucoma.

En nuestro país se realiza una Campaña Nacional de Detección del Glaucoma, ininterrumpidamente desde 1997, es gratuito, un solo día al año y en la mayoría de los centros únicamente por la mañana, el día en que finaliza la Semana Mundial del Glaucoma, impulsada por la World Glaucoma Association. Consiste en un evento solidario en el cual se realizan controles de la presión ocular y la papila del nervio óptico a todas las personas que se acerquen, sin ninguna restricción de edad.

El examen se realiza en pocos minutos y al finalizar se le comunica al paciente si hay indicios de que se esté desarrollando la enfermedad o no. Hasta 2016, más de 85000 pacientes en todo el país fueron controlados en esta campaña.

Esta iniciativa está impulsada por el Consejo Argentino de Oftalmología (CAO), la Asociación Argentina de Glaucoma (AsAG), y la Fundación para la Investigación del Glaucoma (FIG). Cabe destacar que no posee apoyo del Estado ni de ningún gobierno provincial, se sustenta gracias a la solidaridad de los profesionales comprometidos con la causa, que acceden a brindar atención gratuita a quienes ese día se acerquen.

Los objetivos de esta campaña, además de la detección de la enfermedad, también es registrar los datos obtenidos, para poder proponer acciones a las autoridades de salud correspondientes.

Realizando un análisis sobre los datos estadísticos proporcionados por la CAO, que fueron obtenidos durante estas campañas a lo largo de los años, se puede destacar la preocupante cifra de personas que nunca habían realizado un control de la presión intraocular (PIO) en su vida, además de que la mayor parte indicó no saber qué es el Glaucoma, lo que también resulta extremadamente preocupante.

En el año 2017, de un total de 6858 encuestados, el 58,25% manifestó no conocer la enfermedad. Hecho que se repite en los datos proporcionados desde el 2005 en adelante (sin datos para el año 2008). Cada año siempre fue mayor el porcentaje de quienes no la conocían, contra los que sí la conocían.

De igual manera se puede observar como durante todos estos mismos años siempre fue mayor el número de personas que nunca se habían realizado un control de la presión intraocular, o que se lo habían realizado en un período más largo que el de cinco años contra los que lo hicieron en los últimos dos años. Estas encuestas fueron realizadas en diferentes provincias de la República Argentina.

¿Sabe qué es el glaucoma?

¿Sabe?	Cantidad	%
Sin datos	0	0,00%
Sí	2863	41,75%
No	3995	58,25%
Total	6858	100%

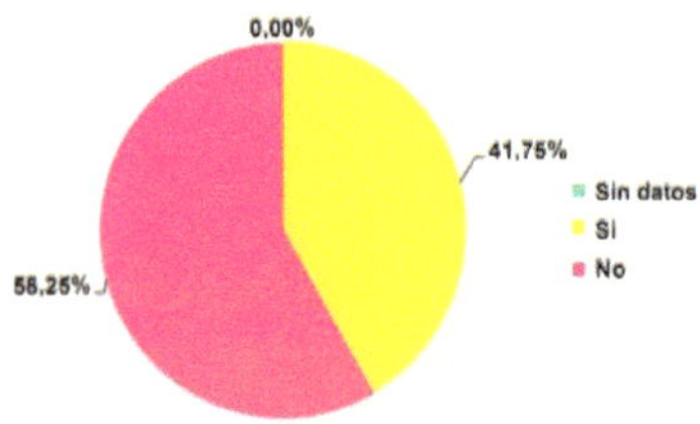

Último control de PIO

Último control PIO	Total
Sin datos	59
Nunca	2986
Menos de 2 años	2450
De 2 a 5 años	888
Más de 5 años	475
Total	6858

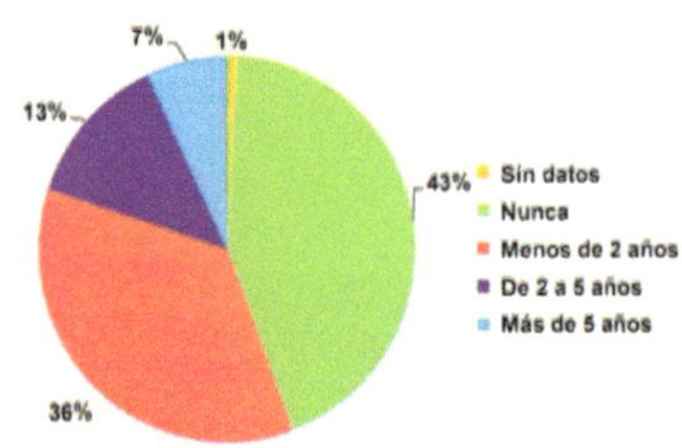

Encuesta de la campaña nacional de 2017, datos obtenidos sobre el conocimiento de la enfermedad y del último control de la presión ocular de los encuestados.
Fuente: https://oftalmologos.org.ar/files/pacientes/glaucoma/estadisticas/glaucoma-estadisticas-2017.pdf

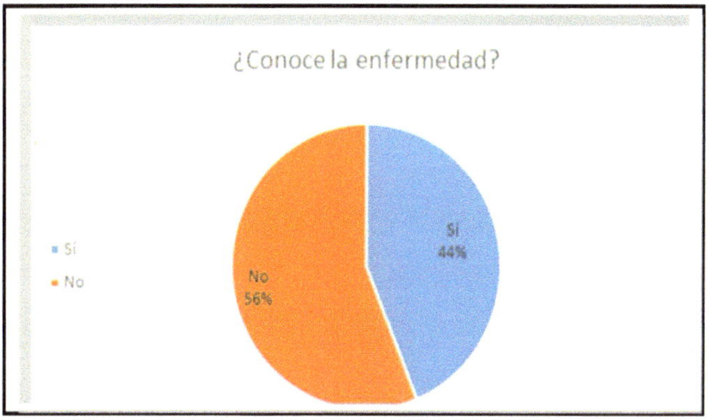

Recopilación de datos obtenidos a lo largo de las campañas nacionales al respecto del conocimiento de la enfermedad, a personas sanas, desde 2005 a 2017
(Fuente: https://oftalmologos.org.ar/pacientes/actividades/campana-glaucoma)

De un total de 59864 respuestas obtenidas a lo largo de la campaña en todo el país, 33560 no conocen la enfermedad.

Las campañas informativas son una herramienta fundamental para la prevención de enfermedades, para el diagnóstico temprano y para mejorar la calidad de vida de la población que padece la enfermedad. Por eso es necesario destacar la importancia de las mismas, ya que un mayor conocimiento por parte de la población también va a lograr que los ciudadanos puedan mejorar su calidad de vida. El glaucoma es una enfermedad que lleva a la discapacidad visual, sea total o parcial, por lo que esto provoca la necesidad de jubilaciones por discapacidad antes de la edad de jubilación establecida, disminuyendo el total de trabajadores activos en la población.

Si bien esta campaña aporta un granito de arena a la lucha contra esta enfermedad, su alcance es escaso, en 21 años consecutivos de campaña, se atendieron alrededor de 85000 personas, según datos oficiales proporcionados por el Consejo Argentino de Oftalmología(CAO), la realización de los controles un solo día al año en una franja horaria angosta es insuficiente, como a su vez su difusión es prácticamente nula, esta afirmación es respaldada por el estudio realizado (ver Estudio realizado), cuando se le preguntó a los encuestados que padecen o no la enfermedad al respecto del conocimiento de una campaña relacionada y solo un porcentaje ínfimo afirmó conocerla.

Es de vital importancia una intervención por parte del Ministerio de Salud para la realización de campañas más visibles y con un alcance mucho mayor al obtenido por la campaña nacional anual que actualmente se realiza, junto con el compromiso de los profesionales especializados para brindar una completa revisión ocular de rutina. Esta campaña necesita una mayor difusión para lograr su objetivo, es necesaria la realización de propagandas en diferentes medios, en la vía pública, en escuelas, hospitales, clubes y lugares de trabajo para tener un mayor alcance en la población.

Estudio realizado

A raíz de esta información se procedió a realizar un estudio de campo con personas que padecen la enfermedad.

A su vez se realizaron encuestas a individuos que hasta el momento no padecen o no saben que padecen la enfermedad.

En primer lugar, a quienes padecen la enfermedad se realizó en parte con alumnos de la Escuela de Educación Especial Nro 506 para no videntes y disminuidos visuales ubicada en la Ciudad de Lanús, Provincia de Buenos Aires. Otra parte se realizó a través de una encuesta realizada por Internet en diferentes grupos del Facebook exclusivos para personas (como así también familiares) que padecen la enfermedad, en la cual participaron con gran aprobación, personas de distintas provincias del país.

Se basó en primer lugar en la obtención de datos demográficos con respecto a esta población, como la edad, el nivel educativo alcanzado, la atención en salud pública o privada, la ciudad/provincia en la que habitan, para tener un panorama más amplio sobre la situación socioeconómica de las personas que padecen la enfermedad. Luego se registraron datos específicos sobre el momento del diagnóstico de la enfermedad, y por último se preguntó acerca de la campaña nacional antes mencionada y opiniones personales con respecto a la forma en que se podría ayudar para detener el avance de la enfermedad.

A su vez, sobre la población que no padece la enfermedad, fue realizado a través de Internet. Además de la obtención de datos demográficos, se hicieron preguntas al respecto del conocimiento de la enfermedad, del conocimiento de la campaña nacional y sobre la frecuencia de la realización de los estudios de rutina.

Se realizó con el fin de evaluar el conocimiento de la enfermedad en la población en general, el alcance de la campaña nacional y el compromiso con la salud que tienen los habitantes.

-Datos sobre la población que no padece la enfermedad: Encuesta realizada a población no enferma, vía Internet a un total de 50 personas residentes dentro de CABA y provincia de Buenos Aires.

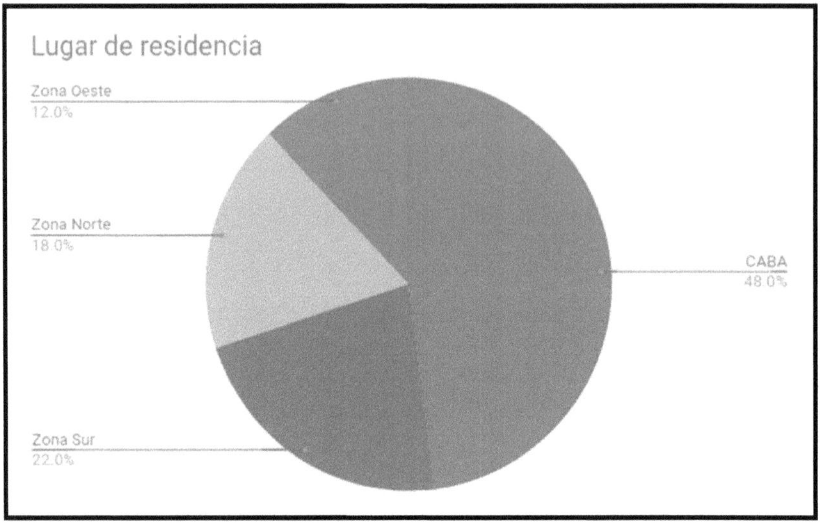

Zona de residencia de los encuestados, dentro de la provincia de Buenos Aires y CABA Fuente: Propia

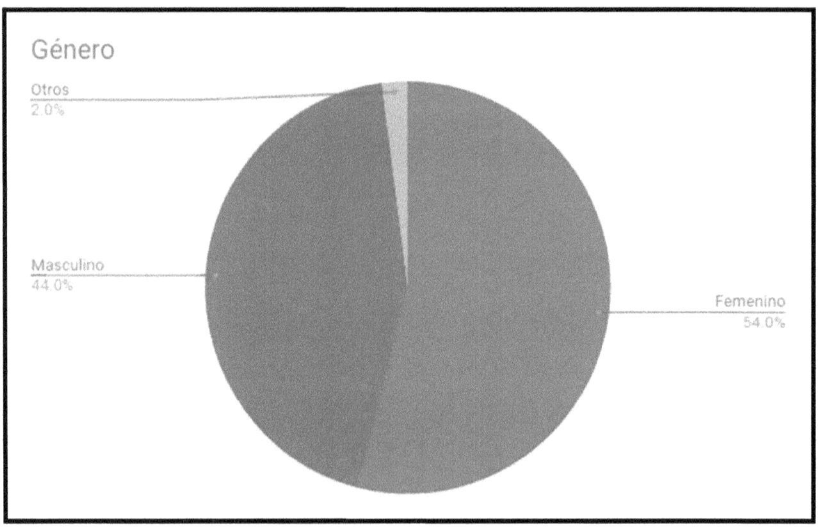

Género de los encuestados. Fuente: Propia

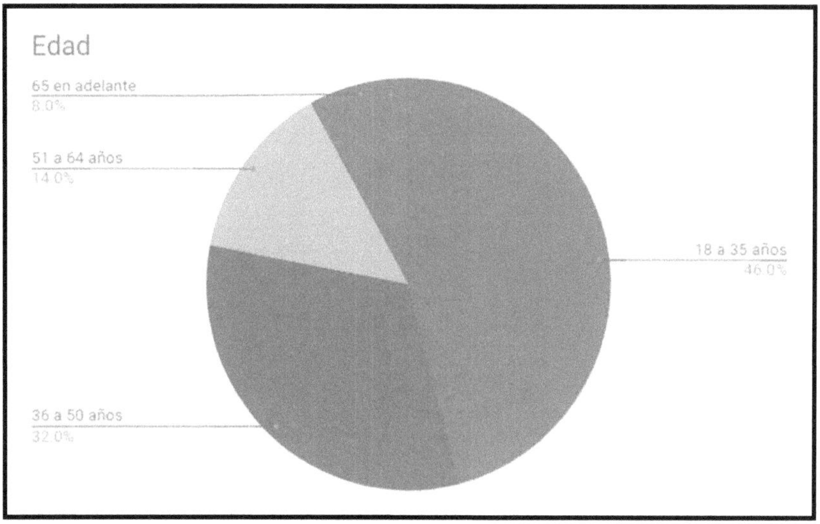

Rango de edad de los encuestados. Fuente: propia

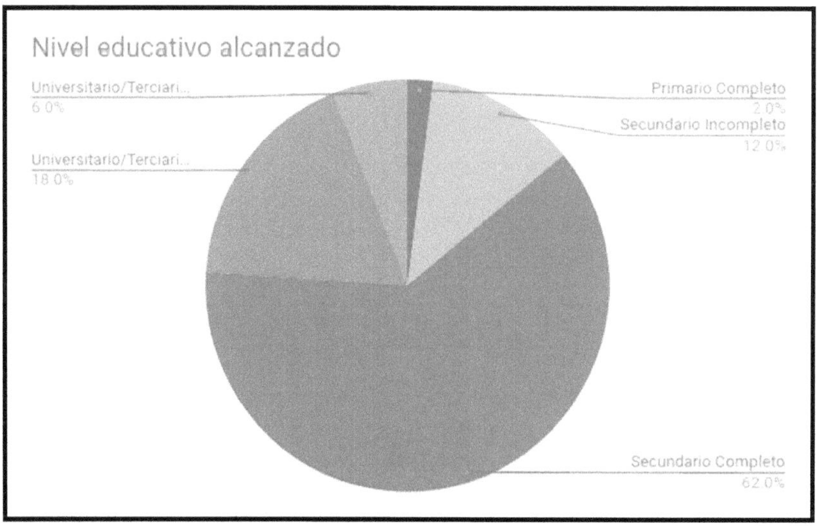

Máximo nivel educativo alcanzado. Fuente: Propia

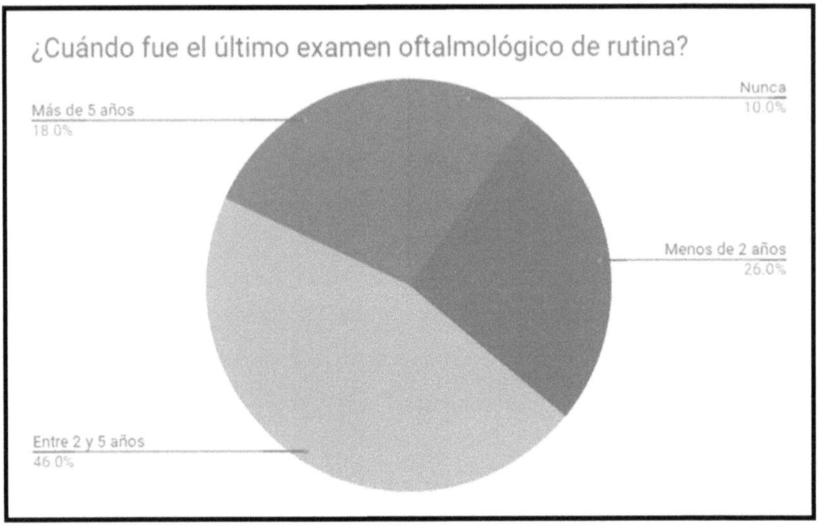

Realización del último examen oftalmológico de rutina. Fuente: Propia

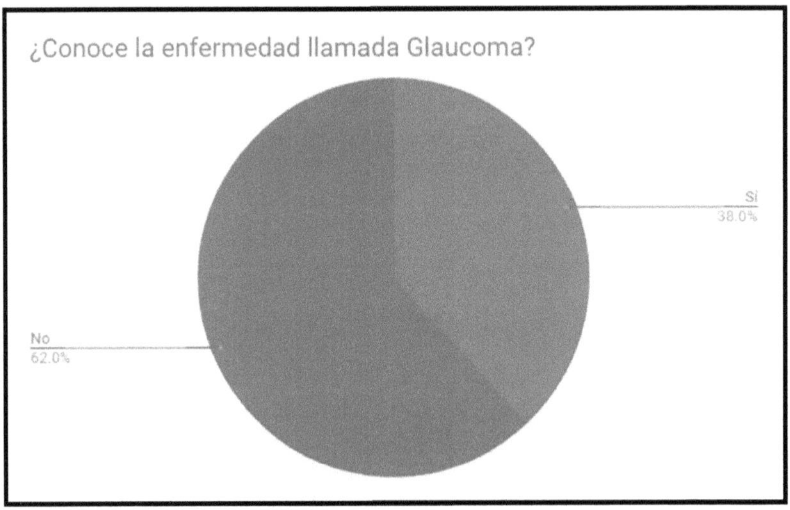

Conocimiento de la enfermedad en personas no enfermas. Fuente: Propia

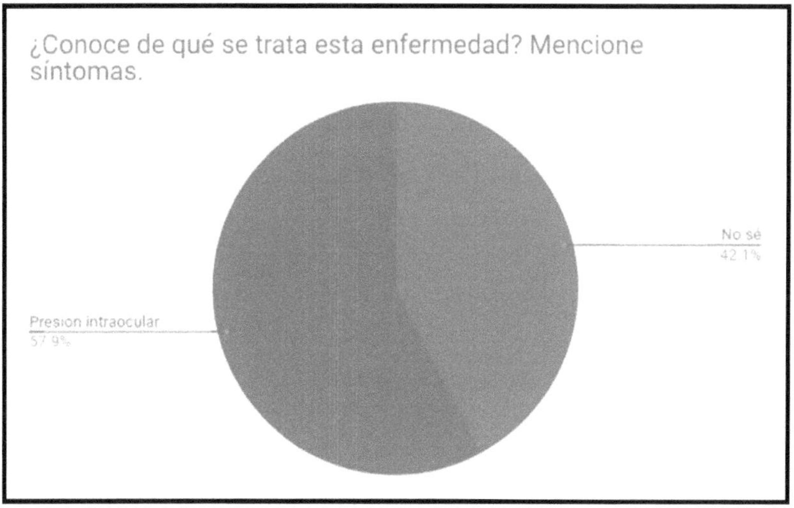

Conocimiento de los síntomas de la enfermedad, de quienes dijeron conocerla. Fuente: Propia

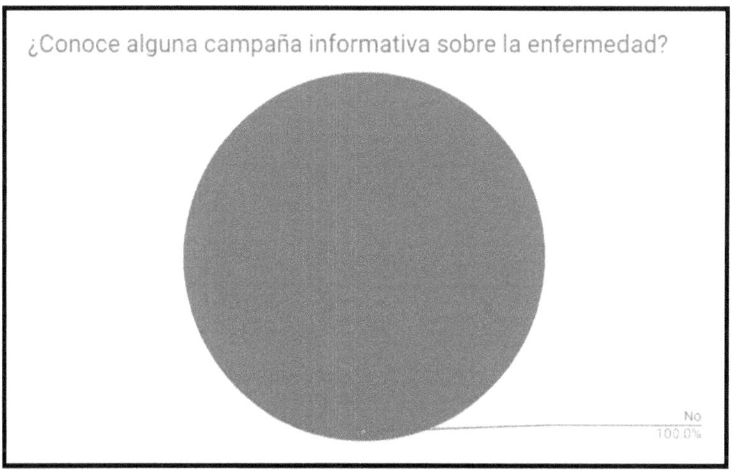

Conocimiento de campañas informativas de Glaucoma. Fuente: Propia

Datos sobre la población que padece la enfermedad: Los 20 encuestados son en parte alumnos de una escuela para no videntes, y otros fueron contactados vía Internet para obtener datos de diferentes provincias.

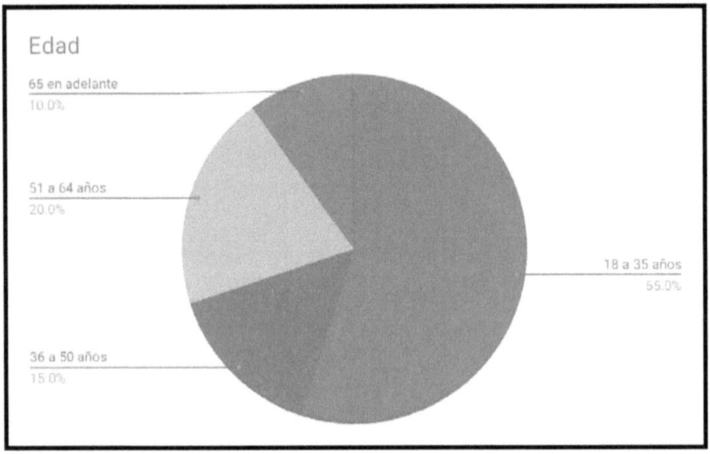

Rango de edades de los encuestados. Fuente: Propia

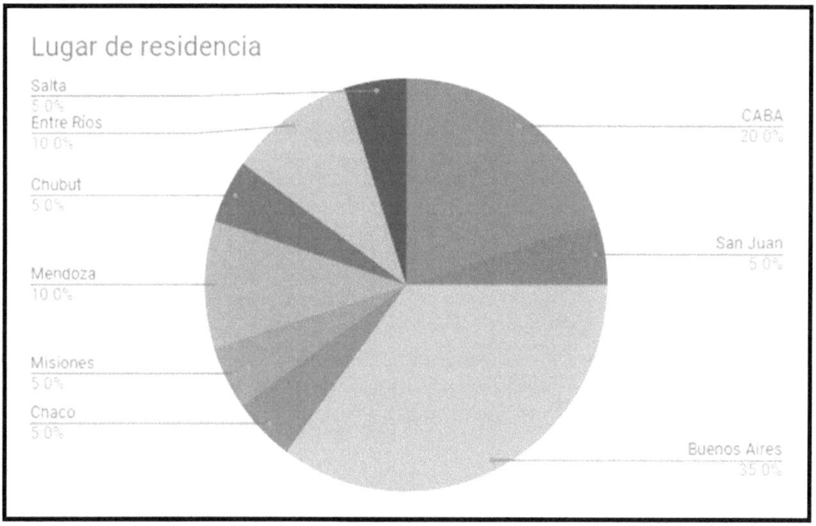

Provincia de residencia de los encuestados. Fuente: Propia

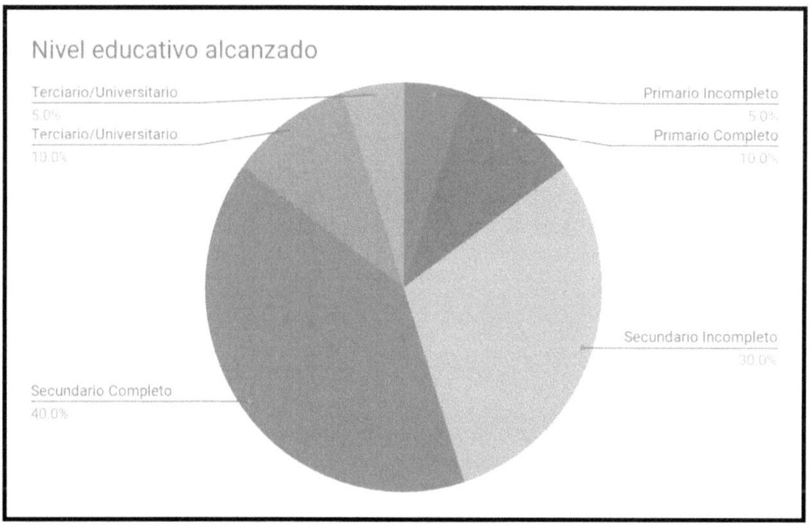

Último nivel educativo alcanzado por los encuestados. Fuente: Propia

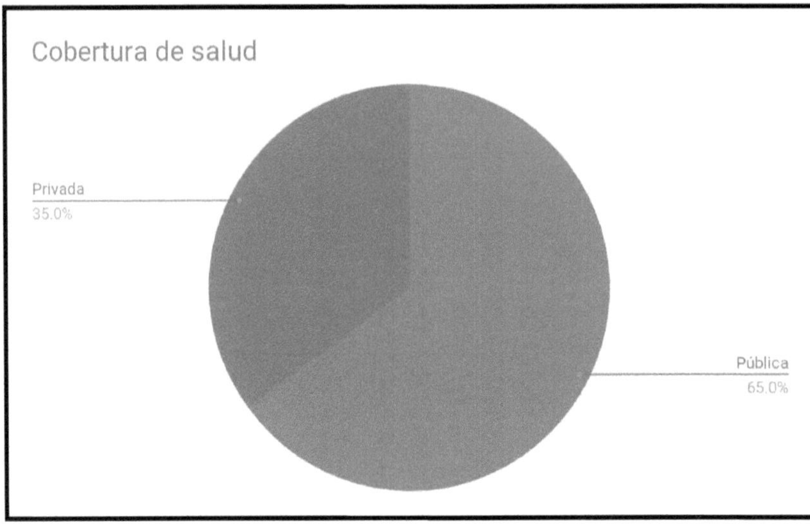

Sobre la utilización de establecimientos de salud públicos o privados. Fuente: Propia

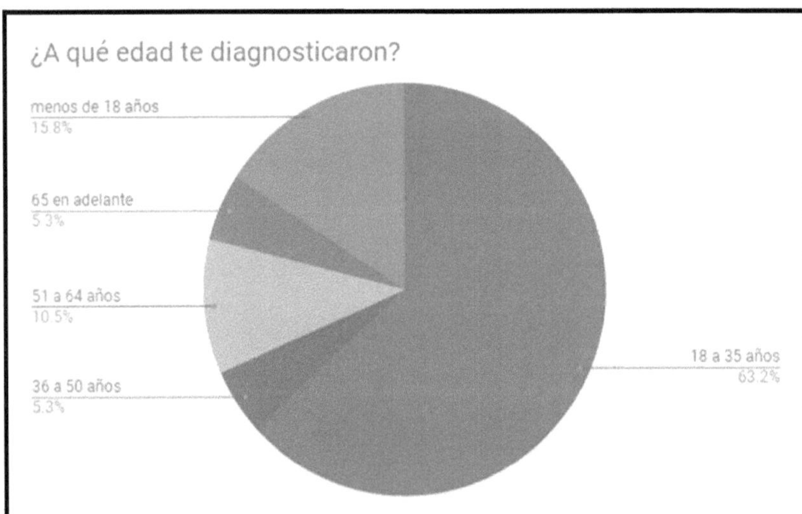

Edad al momento del diagnóstico. Fuente: Propia

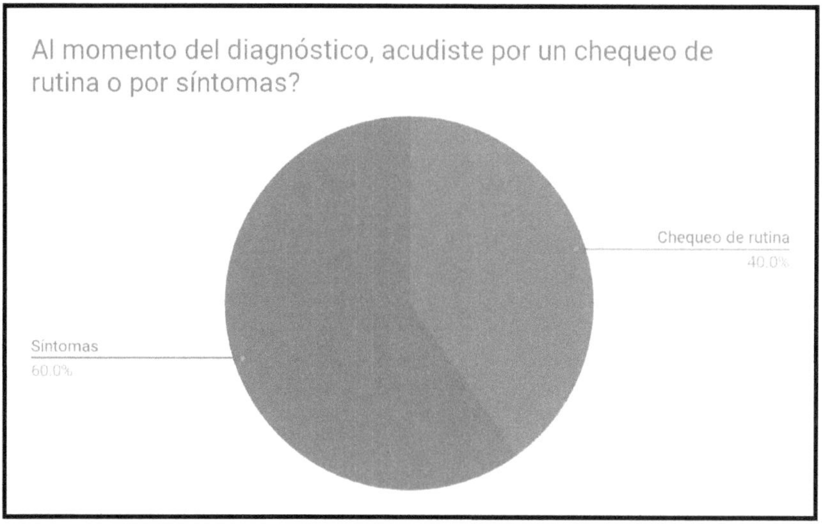

Razón principal para la visita médica en la que fue diagnosticado. Fuente: Propia

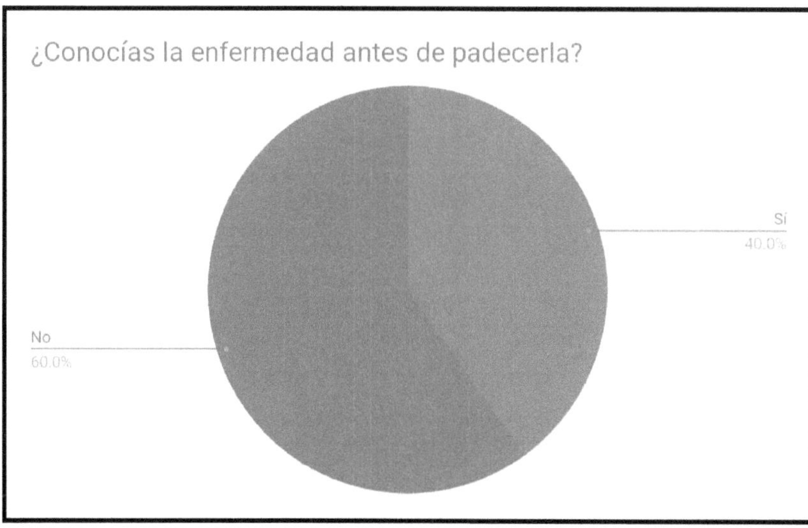

Sobre el conocimiento de la enfermedad previo al diagnóstico. Fuente: Propia

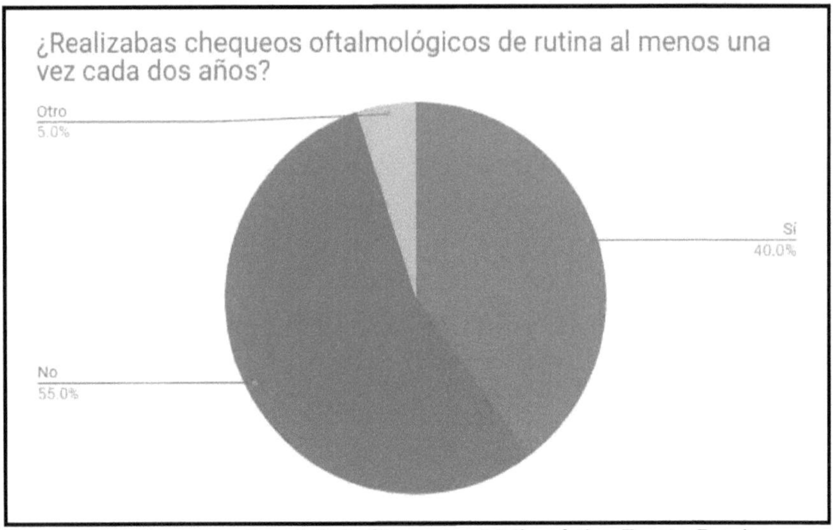

Frecuencia con la que acudían al oftalmólogo antes del diagnóstico. Fuente: Propia.

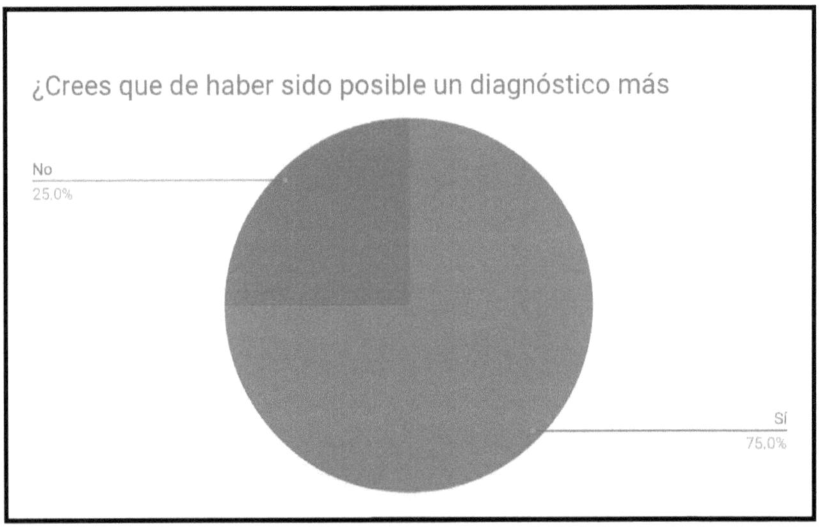

¿Crees que de haber sido posible un diagnóstico más temprano, la enfermedad hubiese avanzado menos? Fuente: Propia

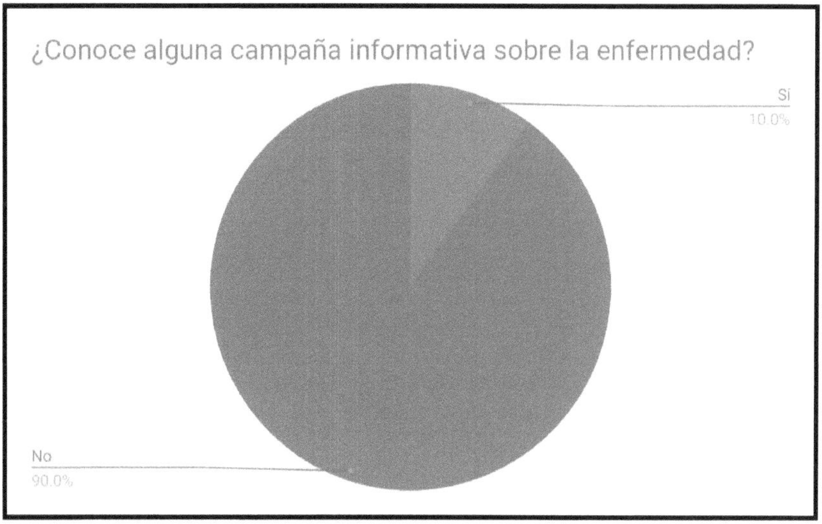

Sobre el conocimiento de campañas informativas relacionadas. Fuente: Propia

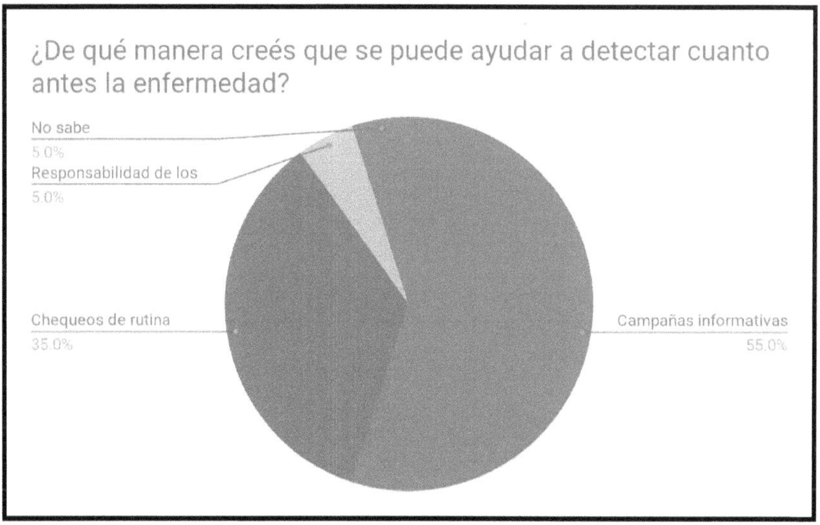

Perspectiva propia para el diagnóstico temprano. Fuente: Propia

Datos epidemiológicos

El glaucoma (en sus distintos tipos) es la principal causa de ceguera en el mundo, según la Organización Mundial de la Salud. En el año 2002 la OMS consideró que el glaucoma fue el responsable del 12,3% de las personas ciegas en el mundo. Realizando una estimación del cálculo de prevalencia, se puede proyectar que hacia el año 2020 habría 79,6 millones de personas afectadas por esta enfermedad. El Glaucoma de ángulo abierto (el tipo más frecuente de glaucoma en occidente) tiene una incidencia en la población general de aproximadamente el 1,5%. A pesar de no contar con datos oficiales, se calcula que en nuestro país alrededor de 1.200.000 personas padecen la enfermedad. Es importante resaltar que la prevalencia aumenta con la edad, por lo que para personas mayores de 60 años las posibilidades aumentan notablemente.

Cabe destacar que la prevalencia de esta enfermedad varía según las regiones, el color de piel, el sexo, los hábitos, las enfermedades y los antecedentes familiares.

Prevalencia:

Se denomina prevalencia a la proporción de individuos que padecen la enfermedad sobre el total de la población. En la Argentina se estima para esta enfermedad una prevalencia de 0,03.

1.200.000 (individuos que presentan glaucoma) / 44.270.000 = 0,027

Este dato es estimado ya que se cree que alrededor del 50% de los enfermos con glaucoma no lo saben.

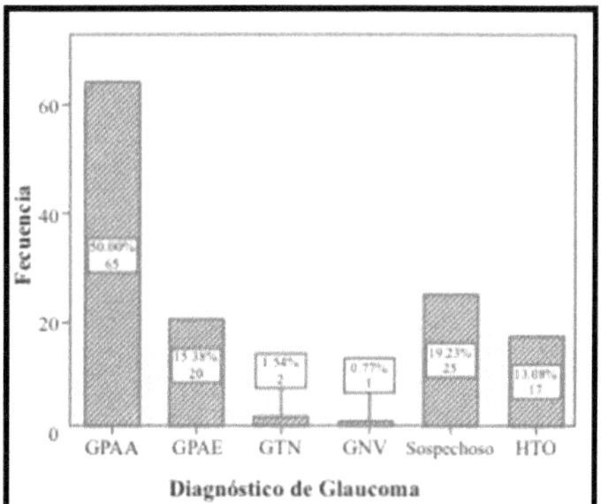

FIGURA 1. Distribución de pacientes por tipo de Glaucoma.

Frecuencia de tipos de Glaucoma en una población de 130 pacientes diagnosticados.
Fuente: http://www.scielo.org.pe/scielo.php?script=sci_arttext&pid=S1728-59172013000400004

GPAA:Glaucoma primario de ángulo abierto

GPAE:Glaucoma primario de ángulo cerrado

GTN:Glaucoma de tensión normal

GNV:Glaucoma neurovascular

HTO: Hipertensos oculares

Los antecedentes familiares de glaucoma estuvieron presentes en el 23,8% (31/130) de los pacientes.

Del total de pacientes con glaucoma 88 pacientes (67,7%) fueron de sexo femenino y 42 (32,3%) de sexo masculino. De acuerdo al tipo de glaucoma, el sexo femenino predominó en todos los tipos de glaucoma y el GPAA fue el de mayor prevalencia tanto para el sexo femenino y masculino[2].

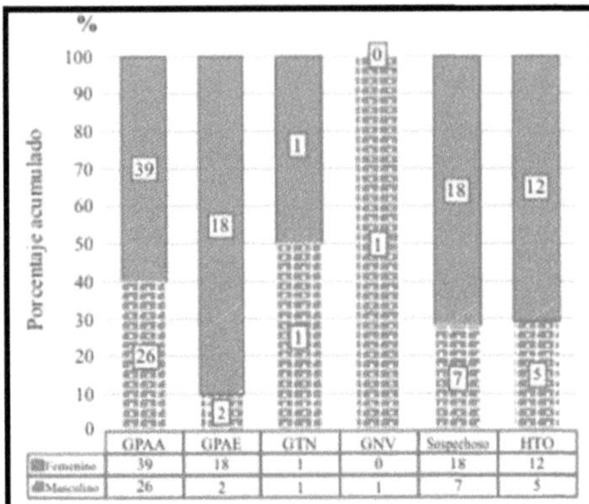

FIGURA 2. Distribución por sexo en cada tipo de Glaucoma.

Fuente: http://www.scielo.org.pe/scielo.php?script=sci_arttext&pid=S1728-59172013000400004

[2] Úrsula Erika Zárate Ferro (2013).Caracterización epidemiológica del glaucoma en la población del Servicio de Oftalmología del Hospital Nacional Arzobispo Loayza: Enero – diciembre 2012.

Conclusión

Realizado el análisis de los diferentes aspectos expuestos en este trabajo, podemos confirmar que no son suficientes las herramientas que hoy en día están presentes en la sociedad para detener el avance de esta enfermedad. Es necesaria la concientización de la población en general para la realización de controles periódicos, ya que si bien hay grupos de mayor riesgo, ningún individuo está exento, ni por edad, ni por antecedentes familiares.

El 61% de la población de este estudio afirmó no conocer la enfermedad. El 97% de los encuestados no conoce ninguna campaña informativa.

La única manera de conseguir esta concientización es a través de campañas informativas.

La población debe estar informada al respecto de la enfermedad ya que la pérdida de la visión no es un problema menor, disminuye la calidad de vida e incapacita, en algunos casos.

El diagnóstico temprano para poder obtener un tratamiento adecuado y antes de perder un gran porcentaje de la visión es la herramienta más fuerte que se tiene para la lucha contra esta enfermedad, que, cabe destacar cuantas veces sea necesario, la visión que se pierde, no se recupera de ninguna forma actualmente.

Anexo:

Una por una, las encuestas realizadas a los pacientes que padecen la enfermedad. Esta información fue utilizada para la realización de los gráficos expuestos anteriormente.

Se dejaron los mensajes individuales que se les permitió realizar libremente, cabe destacar las muestras de agradecimiento por parte de los mismos.

Encuestas para pacientes con Glaucoma:

Edad	18 a 35 años
Lugar de residencia	CABA
¿A qué edad te diagnosticaron?	Menos de 18 años
Al momento del diagnóstico, ¿acudiste al médico por un chequeo de rutina o por síntomas?	Síntomas
¿Conocías la enfermedad antes de padecerla?	No
¿Realizabas chequeos oftalmológicos de rutina al menos una vez cada dos años antes del diagnóstico?	No
¿Crees que de haber sido posible un diagnóstico más temprano de la enfermedad no hubiese avanzado de igual manera?	Sí
¿Conoce alguna campaña informativa sobre la enfermedad?	No
¿De qué manera crees que se puede ayudar a detectar cuanto antes la enfermedad?	Campañas
Nivel educativo alcanzado	Secundario Completo
Cobertura de Salud	Pública
Muchas gracias por su ayuda, si quiere puede dejar un comentario aquí.	Gracias por interesarse en esta enfermedad que nos lleva a la ceguera, es muy importante diagnosticar y tratarla lo antes posible porque en la mayoría de los casos, como en el mío, los daños son irreversibles.

Edad	51 a 64 años
Lugar de residencia	Buenos Aires
¿A qué edad te diagnosticaron?	18 a 35 años
Al momento del diagnóstico, acudiste al médico por un chequeo de rutina o por síntomas?	Chequeo de rutina
¿Conocías la enfermedad antes de padecerla?	No
¿Realizabas chequeos oftalmológicos de rutina al menos una vez cada dos años antes del diagnóstico?	No
¿Crees que de haber sido posible un diagnóstico más temprano de la enfermedad no hubiese avanzado de igual manera?	Sí
¿Conoce alguna campaña informativa sobre la enfermedad?	No
¿De qué manera crees que se puede ayudar a detectar cuanto antes la enfermedad?	Chequeos de rutina
Nivel educativo alcanzado	Terciario/Universitario Incompleto
Cobertura de Salud	Privada
Muchas gracias por su ayuda, si quiere puede dejar un comentario aquí.	

Edad	18 a 35 años
Lugar de residencia	Salta
¿A qué edad te diagnosticaron?	18 a 35 años
Al momento del diagnóstico, ¿acudiste al médico por un chequeo de rutina o por síntomas?	Síntomas
¿Conocías la enfermedad antes de padecerla?	Sí
¿Realizabas chequeos oftalmológicos de rutina al menos una vez cada dos años antes del diagnóstico?	Sí

¿Crees que de haber sido posible un diagnóstico más temprano de la enfermedad no hubiese avanzado de igual manera?	Sí
¿Conoce alguna campaña informativa sobre la enfermedad?	No
¿De qué manera crees que se puede ayudar a detectar cuanto antes la enfermedad?	Controles de rutina
Nivel educativo alcanzado	Secundario completo
Cobertura de Salud	Privada
Muchas gracias por su ayuda, si quiere puede dejar un comentario aquí.	

Edad	18 a 35 años
Lugar de residencia	Buenos Aires
¿A qué edad te diagnosticaron?	18 a 35 años
Al momento del diagnóstico, ¿acudiste al médico por un chequeo de rutina o por síntomas?	Síntomas
¿Conocías la enfermedad antes de padecerla?	Sí
¿Realizabas chequeos oftalmológicos de rutina al menos una vez cada dos años antes del diagnóstico?	Sí
¿Crees que de haber sido posible un diagnóstico más temprano de la enfermedad no hubiese avanzado de igual manera?	Sí
¿Conoce alguna campaña informativa sobre la enfermedad?	No
¿De qué manera crees que se puede ayudar a detectar cuanto antes la enfermedad?	Controles de rutina
Nivel educativo alcanzado	Universitario/Terciario Completo
Cobertura de Salud	Privada
Muchas gracias por su ayuda, si quiere puede dejar un comentario aquí.	Concientizar que el glaucoma no afecta sólo a personas mayores. En mi caso no cuento

	con antecedentes familiares y al momento de consultar a mi oftalmólogo mi nervio óptico ya estaba muy dañado. Gracias por interesarse en esta enfermedad!

Edad	36 a 50 años
Lugar de residencia	Entre Ríos
¿A qué edad te diagnosticaron?	18 a 35 años
Al momento del diagnóstico, ¿acudiste al médico por un chequeo de rutina o por síntomas?	Síntomas
¿Conocías la enfermedad antes de padecerla?	Sí
¿Realizabas chequeos oftalmológicos de rutina al menos una vez cada dos años antes del diagnóstico?	No
¿Crees que de haber sido posible un diagnóstico más temprano de la enfermedad no hubiese avanzado de igual manera?	Sí
¿Conoce alguna campaña informativa sobre la enfermedad?	No
¿De qué manera crees que se puede ayudar a detectar cuanto antes la enfermedad?	Campaña
Nivel educativo alcanzado	Secundario Completo
Cobertura de Salud	Pública
Muchas gracias por su ayuda, si quiere puede dejar un comentario aquí.	

Edad	65 años en adelante
Lugar de residencia	Buenos Aires
¿A qué edad te diagnosticaron?	70
Al momento del diagnóstico, ¿acudiste al médico por un chequeo de rutina o por síntomas?	Síntomas

¿Conocías la enfermedad antes de padecerla?	No
¿Realizabas chequeos oftalmológicos de rutina al menos una vez cada dos años antes del diagnóstico?	Sí
¿Crees que de haber sido posible un diagnóstico más temprano de la enfermedad no hubiese avanzado de igual manera?	Sí
¿Conoce alguna campaña informativa sobre la enfermedad?	No
¿De qué manera crees que se puede ayudar a detectar cuanto antes la enfermedad?	Chequeos de rutina
Nivel educativo alcanzado	Primario Completo
Cobertura de Salud	Pública
Muchas gracias por su ayuda, si quiere puede dejar un comentario aquí.	Hice la encuesta con las respuestas de mi padre, ya que su glaucoma avanzado no le permite realizar muchas cosas, como por ejemplo usar el celular.

Edad	18 a 35 años
Lugar de residencia	Chubut
¿A qué edad te diagnosticaron?	18 a 35 años
Al momento del diagnóstico, ¿acudiste al médico por un chequeo de rutina o por síntomas?	Chequeo
¿Conocías la enfermedad antes de padecerla?	No
¿Realizabas chequeos oftalmológicos de rutina al menos una vez cada dos años antes del diagnóstico?	Sí
¿Crees que de haber sido posible un diagnóstico más temprano de la enfermedad no hubiese avanzado de igual manera?	Sí

¿Conoce alguna campaña informativa sobre la enfermedad?	No
¿De qué manera crees que se puede ayudar a detectar cuanto antes la enfermedad?	No sé
Nivel educativo alcanzado	Secundario Incompleto
Cobertura de Salud	Privada
Muchas gracias por su ayuda, si quiere puede dejar un comentario aquí.	Fui al oftalmólogo porque nunca me recetaban anteojos pero aun así se me nubla la vista y tengo mucha sensibilidad al brillo, me hicieron fondo de ojo por mi insistencia y me detectaron que mi presión variaba en el transcurso del día, por eso me realizan estudios y me lo detectan

Edad	36 a 50 años
Lugar de residencia	CABA
¿A qué edad te diagnosticaron?	18 a 35 años
Al momento del diagnóstico, ¿acudiste al médico por un chequeo de rutina o por síntomas?	Chequeo de rutina
¿Conocías la enfermedad antes de padecerla?	No
¿Realizabas chequeos oftalmológicos de rutina al menos una vez cada dos años antes del diagnóstico?	Sí
¿Crees que de haber sido posible un diagnóstico más temprano de la enfermedad no hubiese avanzado de igual manera?	Sí
¿Conoce alguna campaña informativa sobre la enfermedad?	No
¿De qué manera crees que se puede ayudar a detectar cuanto antes la enfermedad?	Campañas
Nivel educativo alcanzado	Secundario incompleto
Cobertura de Salud	Pública

Muchas gracias por su ayuda, si quiere puede dejar un comentario aquí.	

Edad	36 a 50 años
Lugar de residencia	CABA
¿A qué edad te diagnosticaron?	36 a 50 años
Al momento del diagnóstico, ¿acudiste al médico por un chequeo de rutina o por síntomas?	Chequeo de rutina
¿Conocías la enfermedad antes de padecerla?	Sí
¿Realizabas chequeos oftalmológicos de rutina al menos una vez cada dos años antes del diagnóstico?	No
¿Crees que de haber sido posible un diagnóstico más temprano de la enfermedad no hubiese avanzado de igual manera?	Sí
¿Conoce alguna campaña informativa sobre la enfermedad?	No
¿De que manera crees que se puede ayudar a detectar cuanto antes la enfermedad?	Responsabilidad de los profesionales
Nivel educativo alcanzado	Terciario/Universitario Incompleto
Cobertura de Salud	Privada
Muchas gracias por su ayuda, si quiere puede dejar un comentario aquí.	Yo no iba cada 2 años pero iba a cambiar anteojos cada 3/4 y era una lucha que me midieran la presión aún avisando que había antecedentes familiares

Edad	18 a 35 años
Lugar de residencia	San Juan
¿A qué edad te diagnosticaron?	Menos de 18 años
Al momento del diagnóstico, ¿acudiste al médico por un chequeo de rutina o por síntomas?	Síntomas

¿Conocías la enfermedad antes de padecerla?	Sí
¿Realizabas chequeos oftalmológicos de rutina al menos una vez cada dos años antes del diagnóstico?	Sí
¿Crees que de haber sido posible un diagnóstico más temprano de la enfermedad no hubiese avanzado de igual manera?	No
¿Conoce alguna campaña informativa sobre la enfermedad?	Sí
¿De que manera crees que se puede ayudar a detectar cuanto antes la enfermedad?	Controles de rutina
Nivel educativo alcanzado	Secundario Completo
Cobertura de Salud	Pública
Muchas gracias por su ayuda, si quiere puede dejar un comentario aquí.	Deseo que dios te bendiga en esta tarea que quieres ejercer! Me encantaría que se encontrara una cura! Por que con mis 30 años se me cortaron muchas cosas y cada día mi visión es menor.

Edad	18 a 35 años
Lugar de residencia	Mendoza
¿A qué edad te diagnosticaron?	18 a 35 años
Al momento del diagnóstico, acudiste al médico por un chequeo de rutina o por síntomas?	Síntomas
¿Conocías la enfermedad antes de padecerla?	No
¿Realizabas chequeos oftalmológicos de rutina al menos una vez cada dos años antes del diagnóstico?	Sí
¿Crees que de haber sido posible un diagnóstico más temprano de la enfermedad no hubiese avanzado de igual manera?	Sí
¿Conoce alguna campaña informativa sobre	No

la enfermedad?	
¿De qué manera crees que se puede ayudar a detectar cuanto antes la enfermedad?	Campañas
Nivel educativo alcanzado	Secundario Incompleto
Cobertura de Salud	Pública
Muchas gracias por su ayuda, si quiere puede dejar un comentario aquí.	

Edad	51 a 64 años
Lugar de residencia	Misiones
¿A qué edad te diagnosticaron?	51 a 64 años
Al momento del diagnóstico, ¿acudiste al médico por un chequeo de rutina o por síntomas?	Síntomas
¿Conocías la enfermedad antes de padecerla?	No
¿Realizabas chequeos oftalmológicos de rutina al menos una vez cada dos años antes del diagnóstico?	No
¿Crees que de haber sido posible un diagnóstico más temprano de la enfermedad no hubiese avanzado de igual manera?	Sí
¿Conoce alguna campaña informativa sobre la enfermedad?	Sí
¿De qué manera crees que se puede ayudar a detectar cuanto antes la enfermedad?	Campañas
Nivel educativo alcanzado	Primario Incompleto
Cobertura de Salud	Pública
Muchas gracias por su ayuda, si quiere puede dejar un comentario aquí.	Espero te sirva, me cuido con gotas, no tengo cirugía algunas, porque tengo bastante daños en el nervio óptico

Edad	51 a 64 años

Lugar de residencia	Buenos Aires
¿A qué edad te diagnosticaron?	18 a 35 años
Al momento del diagnóstico, ¿acudiste al médico por un chequeo de rutina o por síntomas?	Chequeo de rutina
¿Conocías la enfermedad antes de padecerla?	Sí
¿Realizabas chequeos oftalmológicos de rutina al menos una vez cada dos años antes del diagnóstico?	Sí
¿Crees que de haber sido posible un diagnóstico más temprano de la enfermedad no hubiese avanzado de igual manera?	No
¿Conoce alguna campaña informativa sobre la enfermedad?	No
¿De qué manera crees que se puede ayudar a detectar cuanto antes la enfermedad?	Campañas
Nivel educativo alcanzado	Secundario Completo
Cobertura de Salud	Privada
Muchas gracias por su ayuda, si quiere puede dejar un comentario aquí.	Espero poder ser útil. Abrazote!!!!

Edad	18 a 35 años
Lugar de residencia	Chaco
¿A qué edad te diagnosticaron?	18 a 35 años
Al momento del diagnóstico, ¿acudiste al médico por un chequeo de rutina o por síntomas?	Síntomas
¿Conocías la enfermedad antes de padecerla?	No
¿Realizabas chequeos oftalmológicos de rutina al menos una vez cada dos años antes del diagnóstico?	No
¿Crees que de haber sido posible un	Sí

diagnóstico más temprano de la enfermedad no hubiese avanzado de igual manera?	
¿Conoce alguna campaña informativa sobre la enfermedad?	No
¿De qué manera crees que se puede ayudar a detectar cuanto antes la enfermedad?	Campaña
Nivel educativo alcanzado	Primario Completo
Cobertura de Salud	Pública
Muchas gracias por su ayuda, si quiere puede dejar un comentario aquí.	

Edad	18 a 35 años
Lugar de residencia	Buenos Aires
¿A qué edad te diagnosticaron?	18 a 35 años
Al momento del diagnóstico, acudiste al médico por un chequeo de rutina o por síntomas?	Chequeo de rutina
¿Conocías la enfermedad antes de padecerla?	Sí
¿Realizabas chequeos oftalmológicos de rutina al menos una vez cada dos años antes del diagnóstico?	Sí
¿Crees que de haber sido posible un diagnóstico más temprano de la enfermedad no hubiese avanzado de igual manera?	No
¿Conoce alguna campaña informativa sobre la enfermedad?	No
¿De qué manera crees que se puede ayudar a detectar cuanto antes la enfermedad?	Campañas
Nivel educativo alcanzado	Secundario Completo
Cobertura de Salud	Pública
Muchas gracias por su ayuda, si quiere puede dejar un comentario aquí.	

Edad	51 a 64 años
Lugar de residencia	Buenos Aires
¿A qué edad te diagnosticaron?	18 a 35 años
Al momento del diagnóstico, ¿acudiste al médico por un chequeo de rutina o por síntomas?	Chequeo de rutina
¿Conocías la enfermedad antes de padecerla?	No
¿Realizabas chequeos oftalmológicos de rutina al menos una vez cada dos años antes del diagnóstico?	Sí
¿Crees que de haber sido posible un diagnóstico más temprano de la enfermedad no hubiese avanzado de igual manera?	Sí
¿Conoce alguna campaña informativa sobre la enfermedad?	No
¿De qué manera crees que se puede ayudar a detectar cuanto antes la enfermedad?	Campañas
Nivel educativo alcanzado	Secundario Completo
Cobertura de Salud	Privada
Muchas gracias por su ayuda, si quiere puede dejar un comentario aquí.	Antes del diagnóstico fui muchas veces al oculista pero ninguno me tomaba la presión ocular, el primero que lo hizo fue a los 18 años y ahí me diagnosticaron, pero probablemente tenía la enfermedad desde hace tiempo.

Edad	65 años en adelante
Lugar de residencia	Entre Ríos
¿A qué edad te diagnosticaron?	51 a 64 años
Al momento del diagnóstico, ¿acudiste al médico por un chequeo de rutina o por síntomas?	Síntomas
¿Conocías la enfermedad antes de	No

padecerla?	
¿Realizabas chequeos oftalmológicos de rutina al menos una vez cada dos años antes del diagnóstico?	No
¿Crees que de haber sido posible un diagnóstico más temprano de la enfermedad no hubiese avanzado de igual manera?	Sí
¿Conoce alguna campaña informativa sobre la enfermedad?	No
¿De qué manera crees que se puede ayudar a detectar cuanto antes la enfermedad?	Campañas
Nivel educativo alcanzado	Secundario Incompleto
Cobertura de Salud	Pública
Muchas gracias por su ayuda, si quiere puede dejar un comentario aquí.	

Edad	18 a 35 años
Lugar de residencia	CABA
¿A qué edad te diagnosticaron?	18 a 35 años
Al momento del diagnóstico, ¿acudiste al médico por un chequeo de rutina o por síntomas?	Síntomas
¿Conocías la enfermedad antes de padecerla?	No
¿Realizabas chequeos oftalmológicos de rutina al menos una vez cada dos años antes del diagnóstico?	No
¿Crees que de haber sido posible un diagnóstico más temprano de la enfermedad no hubiese avanzado de igual manera?	No
¿Conoce alguna campaña informativa sobre la enfermedad?	No
¿De que manera crees que se puede ayudar a detectar cuanto antes la enfermedad?	Campañas

Nivel educativo alcanzado	Secundario Incompleto
Cobertura de Salud	Pública
Muchas gracias por su ayuda, si quiere puede dejar un comentario aquí.	

Edad	18 a 35 años
Lugar de residencia	Mendoza
¿A qué edad te diagnosticaron?	Menos de 18 años
Al momento del diagnóstico, ¿acudiste al médico por un chequeo de rutina o por síntomas?	Chequeo de rutina
¿Conocías la enfermedad antes de padecerla?	No
¿Realizabas chequeos oftalmológicos de rutina al menos una vez cada dos años antes del diagnóstico?	No
¿Crees que de haber sido posible un diagnóstico más temprano de la enfermedad no hubiese avanzado de igual manera?	No
¿Conoce alguna campaña informativa sobre la enfermedad?	No
¿De qué manera crees que se puede ayudar a detectar cuanto antes la enfermedad?	Chequeos de rutina
Nivel educativo alcanzado	Secundario Completo
Cobertura de Salud	Pública
Muchas gracias por su ayuda, si quiere puede dejar un comentario aquí.	

Edad	18 a 35 años
Lugar de residencia	Buenos Aires
¿A qué edad te diagnosticaron?	18 a 35 años
Al momento del diagnóstico, ¿acudiste al médico por un chequeo de rutina o por	Síntomas

síntomas?	
¿Conocías la enfermedad antes de padecerla?	Sí
¿Realizabas chequeos oftalmológicos de rutina al menos una vez cada dos años antes del diagnóstico?	No
¿Crees que de haber sido posible un diagnóstico más temprano de la enfermedad no hubiese avanzado de igual manera?	Sí
¿Conoce alguna campaña informativa sobre la enfermedad?	No
¿De qué manera crees que se puede ayudar a detectar cuanto antes la enfermedad?	Chequeos
Nivel educativo alcanzado	Secundario Incompleto
Cobertura de Salud	Pública
Muchas gracias por su ayuda, si quiere puede dejar un comentario aquí.	

Referencias

Kierstan Boyd, (2018). ¿Cómo se diagnostica el Glaucoma?
URL: https://www.aao.org/salud-ocular/enfermedades/glaucoma-diagnostico

Asociación Argentina de Glaucoma. URL: https://www.asag.org.ar/

Tipos de Glaucoma. URL: https://www.glaucoma.org/es

Campaña Nacional de Detección de Glaucoma.
URL: https://oftalmologos.org.ar/pacientes/actividades/campana-glaucoma

José Antonio Pacaza Zapata (2013). Epidemiología del Glaucoma en América Latina.
URL: https://vision2020la.wordpress.com/2013/03/26/1521/

Dr. Ignacio Negri Aranguren y Dr. Fabián Lerner (2006). Glaucoma: patología de alta prevalencia y riesgo de ceguera.
URL: https://www.intramed.net/contenidover.asp?contenidoID=42296

Dra. Verónica Lucconi Grisolía, Dra. Debora Lev, Dra. María Gabriela Codarini, Dra. Cecilia Argentati (2018). Plantilla de control integral de salud de niñas, niños y adolescentes en edad escolar. URL:
http://www.msal.gob.ar/images/stories/bes/graficos/0000001130cnt-2018-planilla-cis-edad-escolar.pdf

Úrsula Erika Zárate Ferro (2013).Caracterización epidemiológica del glaucoma en la población del Servicio de Oftalmología del Hospital Nacional Arzobispo Loayza: Enero – diciembre 2012.
URL:
http://www.scielo.org.pe/scielo.php?script=sci_arttext&pid=S1728-59172013000400004